AF581421

NOUVEAUX
APPAREILS PNEUMATIQUES

POUR ADMINISTRER

LE BAIN D'AIR COMPRIMÉ

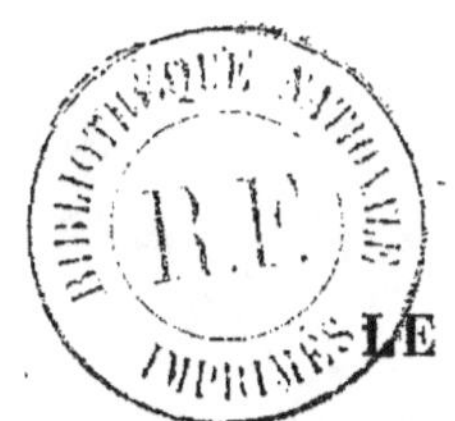

PAR

LE Dr J. A. FONTAINE

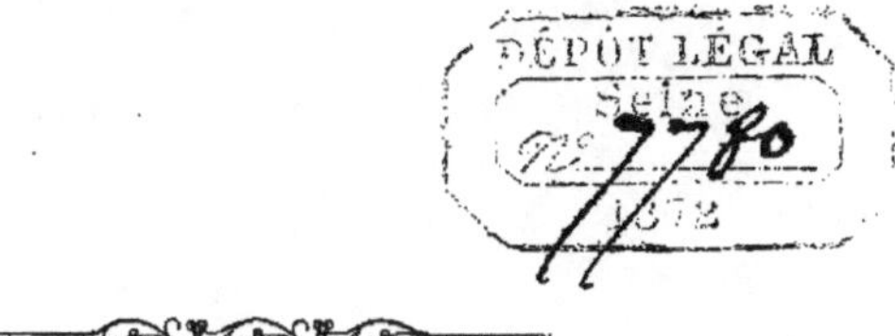

PARIS

GERMER-BAILLIÈRE, LIBRAIRE-ÉDITEUR

17, RUE DE L'ÉCOLE-DE-MÉDECINE, 17

1872

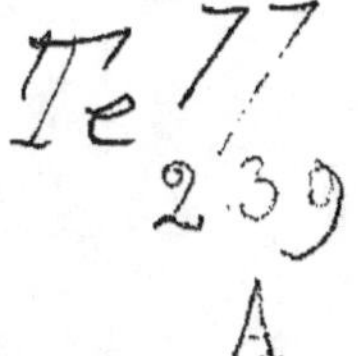

Dans sa séance publique du 22 mars 1852, l'Académie des sciences adoptant les conclusions d'une Commission composée de MM. Velpeau, Flourens, Roux, Andral, Rayer, Magendie, Lalleman, Duméril et Serre, chargée dans la distribution des prix Montyon de désigner les travaux de médecine et de chirurgie dignes de récompense, décernait à M. Tabarié une récompense de deux mille francs et une autre également de deux mille francs à M. Pravaz, pour les premières applications de l'air comprimé aux traitements des affections dont « les organes de la respiration peuvent être le siége. »

C'était le premier encouragement officiel accordé à la thérapeutique pneumatique. Depuis, un certain nombre de médecins se sont exclusivement consacrés — à l'étranger surtout — à l'emploi de l'air comprimé comme agent thérapeutique, et il existe actuellement en Allemagne, en Suède, en Danemark et en Russie de nombreux établissements médico-pneumatiques.

Les plus célèbres sont ceux de M. Rud de Vivenot, à Vienne, et du docteur Sandhal, à Stockholm. Dans ce dernier, subventionné par la Diète, plus de 80 000 bains déjà avaient été administrés en 1868. On cite les établissements pneumo-thérapiques du docteur Lange dans le Holstein, et en Écosse, celui de MM. Lac Lead et Simpson. En France, où elle a pris naissance, la médecine pneumatique ne paraît pas jouir d'une aussi grande faveur qu'en Allemagne; les établissements les plus connus sont ceux de M. Bertin, professeur agrégé à la Faculté de Montpellier, et de M. Pravaz, à Lyon. C'est au docteur Bertin que sont dues les observations les plus nettes, les plus précises et les plus concluantes qui aient été publiées sur les effets thérapeutiques de l'air comprimé [1].

La Pneumo-thérapie n'a pour ainsi dire pas rencontré de détracteurs; tous les cliniciens qui ont employé le bain d'air comme agent thérapeutique s'accordent à lui reconnaître une grande efficacité dans le traitement de l'*asthme catarrhal*, du *catarrhe chronique* et de l'*emphysème pulmonaire* — guérison dans la grande majorité des cas et toujours amélioration. — Les *bronchites chroniques*, les *engorgements pulmonaires*, les *laryngites chroniques*, l'*emphysème vésiculaire* guérissent fréquemment aussi sous l'influence de bain d'air et sont en tout cas presque toujours amendés; de plus, ce qui paraît autrement important, quelques praticiens d'un savoir incontesté viennent affirmer, s'appuyant sur de nombreuses observations, que le bain d'air comprimé guérit *quelquefois* la phthisie pulmonaire au 1er et au 2e degré et réussit *souvent* à en enrayer la marche. Ceci admis : le bain d'air comprimé souverain ou au moins utile contre la plupart des affections chroniques des voies respiratoires, c'est-à-dire des affections qui en temps ordinaire fournissent le plus gros contingent aux bulletins de mortalité : comment expliquer que ce mode de traitement ne se soit pas vulgarisé davantage ? Comment n'est-il pas dans la pratique en plus grande faveur auprès du corps médical? Comment dans une grande

1. *Étude clinique de l'emploi et des effets de l'air comprimé dans le traitement de maladies de poitrine.* A. Delahaye, 1868. Paris.

ville comme Paris n'existe-t-il que deux ou trois établissements pneumo-thérapiques, quand les maladies justiciables du bain d'air y sont si nombreuses?

La réponse est bien simple : le bain d'air comprimé n'a pas pris dans la thérapeutique usuelle la place importante à laquelle son efficacité dans le traitement des affections pulmonaires chroniques semble lui donner droit, parce que : 1° il n'a pas encore eu la consécration de l'*expérimentation à l'hôpital* qui seule peut, grâce à la critique qu'engendrent les recherches publiques et contrôlées, déterminer sa valeur reélle et permettre d'en formuler avec le mode d'emploi les *indications* et *contre-indications;* 2° parce que les procédés actuellement en usage pour l'administrer sont *compliqués* et *coûteux*. Il faut pour comprimer l'air une machine à vapeur et par suite un mécanicien pour la chauffer et la diriger. Si l'on ajoute à cela les frais d'installation et la nécessité d'un personnel médical, on comprend facilement que le traitement des établissements médico-pneumatiques, efficace seulement lorsqu'il est suffisamment prolongé, n'est pas actuellement accessible aux malades de la classe ouvrière au sein de laquelle cependant les affections pulmonaires sont malheureusement très-communes.

De plus, ces procédés sont *défectueux*, car la température de l'air comprimé, température calculée à l'avance et obtenue artificiellement, ne saurait indifféremment être la même pour tous les malades, ni pendant toute la durée du bain. Certains d'entre eux, sous l'influence sédative de l'air comprimé, éprouvent une sensation de froid, malgré la légère augmentation de température qui résulte de la *compression de l'air par l'air*, sensation désagréable et qui peut être quelquefois nuisible. D'autres, au contraire, éprouvent la sensation inverse. Aussi serait-il désirable de pouvoir faire varier la température du bain pendant le bain, suivant l'impressionnabilité du malade à la chaleur et au froid.

Le traitement pneumatique a contre lui actuellement: l'indifférence du corps médical qui ne se sent pas suffisamment éclairé.

faute d'expérimentation officielle pour le préconiser et l'employer dans la pratique usuelle, le prix élevé du bain d'air, et enfin certaines imperfections de son mode d'administration; mais en revanche, il aurait cette précieuse propriété de guérir *très-souvent* l'asthme catarrhal, le catarrhe chronique et l'emphysème pulmonaire; de soulager *presque toujours* et de guérir quelquefois la plupart des autres affections chroniques de la poitrine, la phthisie pulmonaire[1] comprise et certaines névroses de la respiration exceptées.

Convaincu par la lecture de nombreuses observations de guérison, publiées par MM. Pravaz, père et fils, Sandhal, Rud de Vivenot et Eugène Bertin, de l'efficacité réelle du bain d'air comprimé, je me suis proposé de construire un compresseur automoteur qui permette d'administrer le bain d'air aussi *simplement* et à aussi *bon marché* que le *bain ordinaire* d'eau tiède.

Mes efforts n'ont pas été stériles, et je donnerai plus loin la description d'un appareil pneumo-hydraulique qui satisfait à ces deux conditions. Cet appareil n'est autre qu'un transformateur de pression, et la pression transformée est celle des distributions d'eau.

Cet appareil simplifie de beaucoup le système de mise sous pression des malades dans les cloches ou baignoires, aussi je crois pouvoir dire qu'il est tout indiqué pour l'expérimentation à l'hôpital, de la méthode pneumatique. Placé sur le trajet d'une conduite d'eau et communiquant d'autre part avec l'égout, ce transformateur *distribue de l'air comprimé par les conduites auxquelles il donne naissance avec autant de régularité que les gazomètres et les réservoirs distribuent leur gaz d'éclairage et leur eau.*

L'administration du bain comprend la compression de l'air et la mise sous pression du ou des malades. On sait que la mise sous pression a lieu dans l'appareil Tabarié: une chambre en fer battu munie d'un tambour de communication, de fenêtres à verres

1. Bertin. Ouvrage cité, observation 75 et les vingt-huit suivantes.

épais et résistants et dont la porte se referme par l'excès de la pression intérieure sur la pression qu'elle supporte extérieurement: Une conduite y amène l'air sous pression dont la température a été artificiellement élevée ou abaissée, suivant la saison; une autre sert au dégagement de l'air chargé des produits de la combustion pulmonaire et de la transpiration pulmonaire et cutanée. Le bain dure deux heures; il se divise en trois stades: 1° accumulation de l'air, une demi-heure; 2° pression constante, une heure; 3° dilatation de l'air, une demi-heure.

Le malade revient lentement à la pression atmosphérique comme il a atteint lentement la pression prescrite. La pression intérieure est mesurée à l'aide d'un manomètre, et l'opération de mise sous pression est dirigée par un aide. Les pressions employées varient entre 15 et 30 centimètres de mercure.

J'entre dans la description du système que je propose et vais décrire d'abord l'appareil compresseur.

COMPRESSION DE L'AIR.

L'appareil que je propose pour la compression de l'air, est un transformateur de pression. Placé au sous-sol de l'hôpital, sur le trajet d'une conduite de l'Ourcq, il distribue, par des tuyaux sous commande de robinets, de l'air comprimé dont la tension est l'expression manométrique de la pression de l'eau dans la conduite. C'est un cylindre en fonte, divisé en deux compartiments égaux par une cloison médiane. Ces compartiments A et B (fig. 1) représentent deux corps de pompe, dont le piston n'est autre que la double colonne d'eau perpétuellement renouvelée, qui, en les pénétrant et les remplissant, comprime et expulse l'air qu'ils contiennent, et, en les abandonnant pour s'écouler à l'égout, aspire une nouvelle quantité d'air qu'un égal volume d'eau va comprimer et expulser de nouveau, et ainsi de suite. Ces deux pompes fonctionnent alternativement, et elles ne se mettent en mouvement que lorsqu'on ouvre les robinets de la canalisation à laquelle elles donnent naissance. Les deux corps de pompe sont identiques, ils contiennent chacun un flotteur F qui met en mouvement les organes automoteurs. L'eau pénètre dans chaque corps de pompe par le tuyau S', branche de la distribution S et s'en va à l'égout par le tuyau U' (fig. 1 et 2), les deux tuyaux U' U' forment le tuyau de vidange U. L'air pénètre dans chaque corps de pompe par l'orifice que commande l'obturateur *m* (voy. fig. 2, coupe du corps de pompe A par la ligne RT), et en sort par le tuyau V. Les deux tuyaux V' V' forment la conduite de dégagement d'air V; chacun d'eux coiffe un clapet qui s'ouvre de bas en haut. Le clapet du tuyau V' du compartiment B est plus léger, et, par suite, plus sensible que celui du tuyau V' du compartiment A.

Ce sont les différences de pression entre l'air des conduites et l'air comprimé dans les corps de pompe qui élèvent ou abaissent les clapets. Lorsque le tiroir *n* de la tige N obture l'orifice du tuyau d'émission d'eau S', l'orifice du tuyau de vidange est démasqué, et l'air peut pénétrer dans le corps de pompe sur les côtés de la tige N (compartiment B, fig. 1). Lorsqu'au contraire l'orifice d'émission d'eau est démasqué (fig. 2), le tiroir *n* obture l'orifice de vidange d'eau et l'obturateur *m* ferme l'orifice d'entrée de l'air. Il en résulte que c'est de la position de la tige N que dépendent l'arrivée et la vidange de l'eau et l'entrée de l'air. Mais la position de la tige N elle-même est subordonnée à la position d'un boulet plein qui peut circuler dans un balancier L. Lorsque ce boulet est à gauche, le bras du balancier qui le contient est abaissé du même côté, et la commissure *f'* de l'ouverture longitudinale du demi-cercle qui fait corps avec le balancier maintient abaissée la tige N, — ceci, par l'intermédiaire de la crémaillère horizontale M du pignon O et de la crémaillère verticale qui supérieurement termine cette tige (voy. fig. 1, la position du balancier du compartiment A). Lorsque le boulet est à droite, la commissure f' de l'ouverture du demi-cercle maintient élevée la tige N. Enfin, la position de ce boulet est déterminée par l'action du flotteur F sur le prolongement g du balancier. Lorsque les compartiments sont pleins d'air, c'est-à-dire quand le robinet de la distribution d'eau n'est pas ouvert, les flotteurs reposent sur les arrêts d, d des tiges E, E et *leurs poids* sont suffisants pour toujours ramener les boulets des balanciers à gauche (voy. fig. 1, compartiment A, et fig. 2).

Ceci établi, il est facile de comprendre le fonctionnement de l'appareil :

1° Le robinet de la distribution d'eau et les robinets des divisions de la conduite d'air V sont fermés; l'appareil vient d'être mis en place et n'a pas encore fonctionné.

Les conduits et les compartiments sont pleins d'air à la pression ordinaire, les clapets subissant des pressions égales sont abaissés et les deux balanciers L, L ont leur boulet à gauche et sont par conséquent parallèles comme position. Cette position est celle que montre le compartiment A (fig. 1 et 2). Il en résulte que les orifices d'entrée de l'air et ceux de vidange de l'eau sont fermés, tandis que les orifices d'arrivée de l'eau, tuyaux U'U', sont ouverts. C'est le *Repos*.

2° On ouvre le robinet de la distribution d'eau. Qu'arrive-t-il? L'eau pénètre dans les compartiments et comprime l'air qu'ils contiennent. Cet air comprimé soulève les clapets, l'air de la canalisation se comprime également, et l'eau pénètre dans l'appareil aussi longtemps que la tension de l'air dans cet appareil et ses conduites ne fait pas équilibre à la pression de l'eau. Quand cet équilibre existe, les clapets reprennent leur position primitive. Les flotteurs cylindriques et percés d'un canal central suivant leur axe, ce qui leur permet de s'élever ou de s'abaisser le long des tiges E, E, se sont élevés avec l'eau abandonnant les arrêts *d, d.*

C'est l'*Équilibre* C; c'est la position indiquée par la figure 2. Il faut imaginer en regardant la figure 1 que les organes automoteurs du corps de pompe B sont placés comme ceux de A.

3° On ouvre à ce moment un ou plusieurs des robinets qui vont aux baignoires. Que se passe-t-il? Ceci :

L'air de la canalisation se détend, la pression qui s'exerce sur les faces supérieures des clapets diminue, le plus léger de ces clapets, celui du compartiment B, se soulève, et l'air comprimé de ce compartiment sort chassé par l'eau et *sans se détendre,* parce que la somme des sections des robinets de la canalisation d'air est de beaucoup inférieure à la section du robinet de la distribution d'eau.

Au moment où l'eau s'élève dans le corps de pompe B, l'orifice du tuyau de vidange U est fermé par le tiroir *n* et l'obturateur *m* intercepte toute communication avec l'air extérieur — c'est la position dessinée, — elle soulève le flotteur F. Les rapports entre le poids et le volume de ce flotteur sont calculés de telle façon que sa force ascensionnelle lorsqu'il est complétement *immergé dans l'eau* est suffisante pour soulever la tige E et le bras chargé du boulet du balancier L; de même que son poids réel *dans l'air* additionné à celui de la tige E est, comme je l'ai déjà dit, suffisant pour abaisser le bras vide du balancier et pour en élever par conséquent le bras chargé. Ce flotteur dépasse le niveau du liquide jusqu'à ce qu'il rencontre l'arrêt *c*; — son mouvement d'ascension s'interrompt alors, mais l'eau qui continue à s'élever l'a bientôt entièrement immergé; ayant acquis à ce moment toute sa force ascensionnelle, il reprend son mouvement d'ascension, élevant avec lui la tige E et le balancier L, et sa surface supérieure presque affleurée par le niveau du liquide; mais comme le moment précis où il vient avec l'eau rencontrer la paroi supérieure de la pompe est celui où le balancier, soulevé par la commissure *a*, a dépassé l'horizontale, le boulet change de bras et par suite le balancier bascule. *Pendant cette bascule,* la commissure *f* entraîne par son bras vertical *e* la crémaillère horizontale M de droite à gauche. Les dents de cette crémaillère viennent alors engrener le pignon O, lequel actionne la crémaillère de la tige N, d'où l'élévation de l'obturateur *m* et du tiroir *n* et, conséquemment, *introduction* de l'air dans l'appareil sur les côtés de la tige N, *clôture* de l'orifice d'admission et *ouverture* de celui de vidange. A ce moment l'excès de pression de l'air de la conduite referme brusquement le clapet du compartiment B ; mais la détente de cet air, suite du débit qui continue, engendre le soulèvement du clapet du compartiment A dans lequel les phénomènes qui viennent d'être décrits se reproduisent.

Revenons au compartiment B : après la bascule, l'eau sous la pression ordinaire s'écoule et se rend à l'égout par le tuyau U'. Comme ce tuyau est de gros calibre, la vidange ne dure que peu de temps. Aussitôt que le flotteur qui n'a plus rien à supporter, puisque le boulet passé dans le bras opposé du balancier supporte la tige E — le prolongement *g* étant venu se placer *sous* la commissure *a'* — a perdu sa force ascensionnelle, il abandonne la paroi supérieure du corps de pompe et l'arrêt *c* qui y est maintenu et descend avec l'eau dont il dépasse le niveau. Son mouvement de descente cesse lorsqu'il rencontre l'arrêt *d* ; mais au moment où l'eau l'a presque complétement abandonné, son poids réel appliqué sur l'arrêt *d* et ajouté à celui de la tige E suffit pour abaisser le bras vide du balancier — *a'* pressant sur son prolongement *g* — et par conséquent *élève* le bras chargé du boulet. Le mouvement de descente du flotteur est limité par la rencontre du *stuffing box* de la tige E par l'arrêt *b* ; mais comme à ce moment le balancier a dépassé l'horizontale, il bascule par suite du déplacement du boulet. Pendant cette bascule la commissure *f'* rencontre le bras coudé *e* de la crémaillère, et, la replaçant dans sa position primitive, ferme l'orifice d'entrée de l'air, démasque l'orifice d'émission d'eau et ferme celui de vidange. L'eau pénètre de nouveau dans le compartiment et y comprime l'air que la vidange vient d'y aspirer. Le mouvement d'élévation de cette eau cesse quand la tension de l'air lui fait équilibre, — le clapet n'est pas soulevé aussi longtemps que sa face supérieure — plus large — reçoit la pression du compartiment A; mais comme aussitôt que ce dernier est rempli il se vidange par suite du mécanisme automatique déjà expliqué, et comme le débit de la canalisation continue à détendre l'air qu'elle contient, il se soulève, et une nouvelle expulsion d'air comprimé a lieu, et ainsi de suite. Pour que le dégagement d'air soit constant, il est nécessaire que le robinet de la distribution d'eau ait une bien plus grande section que la somme de celles des robinets de la distribution d'air : le temps nécessaire à l'expulsion de l'air comprimé d'un compartiment devant être plus long que celui nécessaire à la vidange et à la mise sous pression de l'air emmagasiné dans l'autre. C'est cette disposition qui rend le dégagement d'air constant. A peine le compartiment B a-t-il fini d'expulser l'air comprimé qu'il contient, que le compartiment A commence à expulser le sien, et ainsi de suite indéfiniment, aussi longtemps que les robinets d'air sont ouverts. On voit que c'est la rupture de l'équilibre — ouverture des robinets — qui met l'appareil en mouvement.

4° A ce moment, on ferme les robinets d'air : l'équilibre se rétablit immédiatement pour le compartiment en expulsion.

Si l'autre compartiment est en vidange, il termine sa vidange et se remet sous pression, — le poids réel du flotteur dans l'air étant suffisant pour ramener à gauche le boulet du balancier et par conséquent fermer l'orifice de vidange et d'introduction d'eau.

S'il est dans le temps de mise sous pression, il termine ce temps.

Lorsqu'on ouvre à nouveau les robinets, c'est toujours le compartiment B qui commence à expulser son air; l'autre suit, et ainsi de suite.

Conclusion : Les conduites du transformateur placé sur une conduite d'eau de l'Ourcq, au sous-sol, débitent sous commande de robinet de l'air comprimé à pression fixe, grâce au régulateur, dans les cloches pneumatiques de la salle des bains de l'hôpital, et cela à toute heure, absolument comme une distribution de gaz d'éclairage.

MISE SOUS PRESSION DES MALADES.

Les chambres à air que je propose (fig. 3) sont presque identiques à celles de l'établissement médico-pneumatique de Montpellier. Elles en diffèrent en ce que l'air leur est distribué par deux robinets : un d'*air chauffé en hiver ou refroidi en été,* l'autre d'*air à la température de compression.* Cette température est sensiblement la même que celle du sous-sol, car la pression des eaux de l'Ourcq n'est moyennement que de 4/5 d'atmosphère. Dans ces conditions, la chaleur dégagée par la compression de l'air est insignifiante. Les robinets sont munis de cadrans gradués et d'aiguilles indicatrices mobiles avec leur nom qui indiquent leur section d'ouverture. Ils terminent les conduites V'' V''' qui vont à chaque cloche. V'' V'' sont les divisions terminales de la conduite d'air chauffé en hiver et refroidi en été — renflée en un point de son parcours sous forme de chaudière tubulaire, cette conduite est entourée d'un bain-marie d'eau chaude ou de glace suivant la saison — et V''' V''' celles de la conduite d'air à température de compression. Ces *deux conduites* sont les divisions du tuyau de dégagement d'air V (fig. 1). Comme ce tuyau V est muni d'un régulateur de pression qui débite l'air à 2/5 d'atmosphère, maximum de pression employé par les pneumo-thérapistes, le baigneur a à sa disposition deux robinets d'air d'égale pression et d'inégale température. Il peut alors administrer le bain d'air sous pression au malade comme le baigneur des établissements publics prépare le bain d'eau tiède. Le mélange des deux veines gazeuses, lequel se fait dans un manchon qui aboutit intérieurement au bas de la cloche, remplace le mélange des deux veines liquides. Dans les deux cas, le thermomètre est le guide. V^{IV} est la conduite de dégagement de l'air vicié par la respiration. Il est donc possible avec ce système de faire varier la température du bain sans varier la pression, ou inversement de faire varier la pression en conservant la température qui convient au malade. L'aide surveille le malade, le thermomètre et le baromètre (haut de 1^{m},30) à travers un œil-de-bœuf vitré, et, suivant les signes du malade ou les indications du thermomètre, il peut donner à l'air de la cloche l'élévation ou l'abaissement de température nécessaire. Les cadrans gradués des robinets servent à maintenir, pendant la période de pression fixe, la pression prescrite, la température voulue, et à assurer le dégagement de l'air vicié par la respiration et la transpiration du malade.

Si la pression prescrite est, par exemple, de 2/5 d'atmosphère, 30 centimètres de mercure, c'est-à-dire la pression du régulateur, il est évident que l'ouverture du tuyau de ventilation doit être égale à la somme de celle des robinets d'air ; il n'en est pas de même si la pression prescrite est de 25, 20 centimètres ou moins encore, la section d'ouverture du tuyau de ventilation doit être dans ce cas plus grande que celle de l'air qui pénètre dans la baignoire. Cette dernière peut être prise à volonté et à chiffres inégaux sur les deux robinets ; cela permet au malade, comme je l'ai dit, de prendre son bain à la température qui lui plaît.

Dans les cloches pneumatiques actuelles, il est nécessaire de faire pénétrer par la pompe de compression de l'air qui au moment où il est aspiré doit être refroidi ou réchauffé suivant la saison et suffisamment chargé de vapeur d'eau. Dans le système que je viens de décrire, l'air comprimé par l'eau vaporise une petite partie de cette eau, laquelle reste à l'état de vapeur ou se condense suivant la température qui résulte du mélange des deux veines gazeuses.

Donc, au point de vue de la pression, de la température variable à volonté et de l'hygrométrie, le système que je propose paraît présenter toutes les conditions requises pour permettre l'expérimentation de la méthode pneumatique.

FIN.

Typographie Lahure, rue de Fleurus, 9, à Paris.

NOUVEAUX APPAREILS PNEUMATIQUES POUR EXPÉRIMENTER A L'HOPITAL L'EMPLOI DU BAIN D'AIR COMPRIMÉ

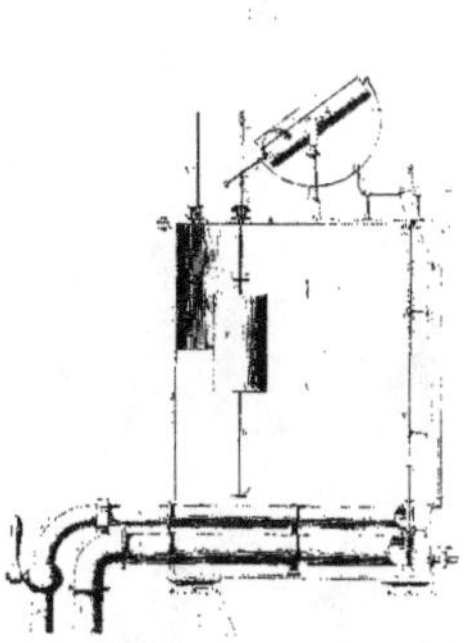

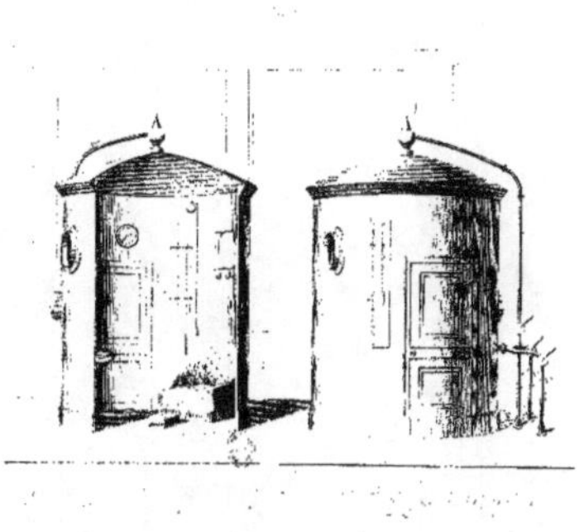

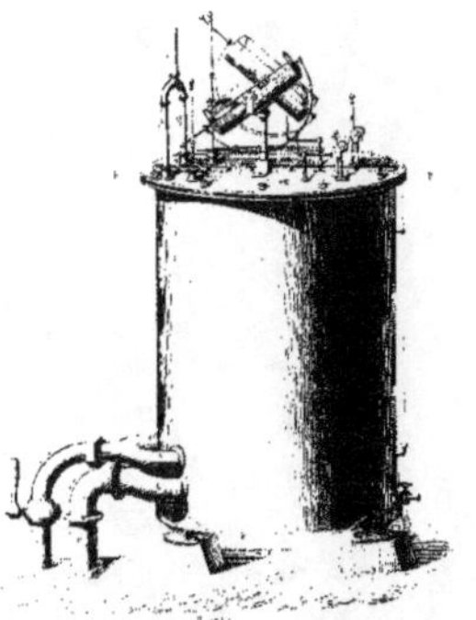

ransformateur de pression (fig. 1 et 2) est raccordé dans le sous-sol de l'hôpital avec une distribution d'eau de l'Ourcq et une conduite qui va à l'égout. Les cloches pneumatiques sont placées dans la salle de bain de l'hôpital. Une canalisation relie ces cloches au transformateur, et la construction de cet appareil est telle qu'il fournit par ses conduites et sans de robinets de l'air comprimé avec autant de régularité que les conduites d'eau ou de gaz. Chaque cloche reçoit une conduite d'air chauffé en hiver ou refroidi en été (bain-marie d'eau chaude ou de glace), et une conduite d'air à la température ambiante. Avec les deux robinets gazeux le soigneur administre le bain d'air comme avec deux liquides chaude et froide le bain ordinaire — en les mélangeant — et il peut faire varier la pression sans varier la température, ou inversement faire varier la température sans varier la pression, *desideratum des praticiens indiqué*. Les conditions hygrométriques requises sont remplies, grâce à la vaporisation d'une petite quantité d'eau compression de l'air par l'eau. Ce système, supprimant la machine à vapeur des établissements pneumatiques, permettra d'administrer en ville le bain d'air à bas prix : ce qui est désirable, car le prix actuel des bains d'air est tel que le traitement pneumatique n'est nullement accessible aux malades de la classe ouvrière au sein de laquelle les affections pulmonaires sont malheureusement très-communes.

PARIS. — TYPOGRAPHIE LAHURE
Rüe de Fleurus, 9

www.ingramcontent.com/pod-product-compliance
Lightning Source LLC
LaVergne TN
LVHW050509160826
845677LV00003B/1037

* 9 7 8 2 3 2 9 6 3 3 1 3 8 *